Dr N. PAULIDÈS

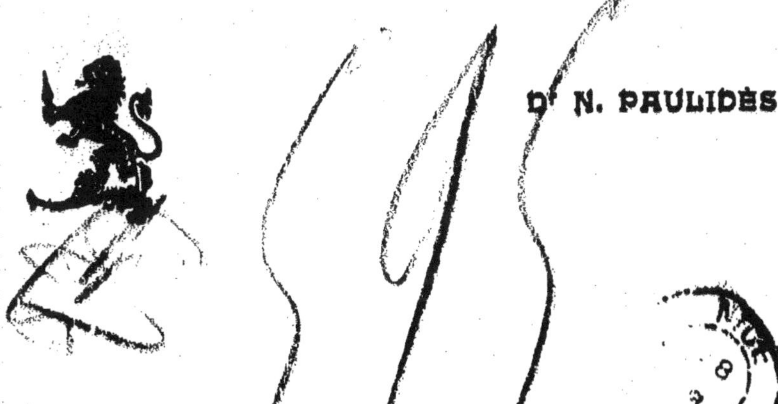

Contribution à la Chirurgie

DES

Calculs du Canal

cholédoque

Imp. des Facultés, Lyon
rue Cavenne, 20
1898

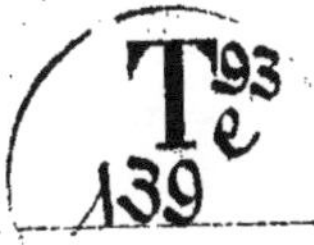

CONTRIBUTION A LA CHIRURGIE

DES

CALCULS DU CANAL CHOLÉDOQUE

Contribution à la Chirurgie

DES

CALCULS DU CANAL CHOLÉDOQUE

PAR

Le Docteur Nicoclès PAULIDÈS

LYON

IMPRIMERIE DES FACULTÉS

20, Rue Cavenne, 20

1898

A MON PÈRE

A MA MÈRE

A Monsieur PERDIOS

Nous sommes reconnaissant à Monsieur le Professeur Fochier du grand honneur qu'il nous fait en acceptant la présidence de notre thèse.

Nous remercions d'une façon toute particulière notre aimable maître, Monsieur Jaboulay, et pour la sympathie qu'il a montrée envers nous, et pour le joli sujet qu'il a voulu nous confier ; c'est toujours avec plaisir et avec profit que nous nous rappellerons de son service, quand nous serons loin, chez nous.

Nous nous faisons un plaisir d'adresser ici tous nos remerciements et toute notre gratitude à notre maître, Monsieur Gangolphe, de l'enseignement si méthodique et si pratique que nous avons tiré en suivant son service.

De l'enseignement et du service de notre maître, Monsieur Vallas, nous avons largement profité ; c'est un plaisir de lui rendre ici l'hommage de notre respectueuse reconnaissance.

Nous n'oublierons jamais notre sympathique et savant maître, Monsieur Rauzier, de la Faculté de Montpellier ; c'est avec le plus grand plaisir que nous lui adressons d'ici toute notre reconnaissance.

Contribution à la Chirurgie

DES

CALCULS DU CANAL CHOLÉDOQUE

INTRODUCTION

La chirurgie du canal cholédoque est entrée à l'ordre du jour depuis 1890, époque à laquelle Kümmel publiait sa première intervention sur le conduit commun de la bile.

Depuis cette époque, les interventions sur le canal cholédoque deviennent de plus en plus fréquentes et enrichissent peu à peu cette chirurgie biliaire si intéressante et si mystérieuse en même temps, si attrayante et si délicate.

Il est si intéressant et si curieux de voir comment les organes abdominaux un à un quittent, pour ainsi dire, le domaine de la pathologie médicale pour entrer de plein-pied dans le domaine chirurgical. L'horizon chirurgical devient de plus en plus large, et pour peu que ce mouvement soit continu, peut-être viendra-t-il le jour où médecine et hygiène constitueront une seule et même chose.

Quoique jeune encore, cette chirurgie biliaire est déjà riche en travaux importants. Déjà, en 1891, le professeur Terrier commençait la série de ses très intéressantes et très importantes publications par un rapport concernant les opérations chirurgicales sur les voies biliaires à la sixième session du Congrès français de chirurgie. Dans ce rapport, M. Terrier rassemblait treize observations toutes étrangères de cholédocotomie proprement dite. C'est à partir de ce moment que commence en France le mouvement chirurgical autour du canal cholédoque.

M. Terrier, par ses travaux et ceux de son école, a largement contribué à tirer de l'obscurité, à créer cette chirurgie biliaire que nous considérons, à juste titre, comme une des plus belles et des plus solides acquisitions de la chirurgie contemporaine.

En suivant l'ordre chronologique des faits, nous sommes particulièrement heureux de mentionner la première cholédocotomie faite en France par notre maître, M. Jaboulay, au mois de juin 1891. (Thèse de Jourdan de 1896). Cette intervention sur le canal cholédoque avec trois autres du même chirurgien, et que nous reproduisons dans notre thèse, nous les trouvons consignées dans la thèse de Jourdan de 1896. Dans la même année paraissait dans le *Bulletin de la Société d'anatomie de Paris* un travail important de M. Hartmann sur l'anatomie et l'exploration du canal cholédoque. Un an plus tard, le professeur Terrier publiait dans la *Revue de chirurgie* un important mémoire dans lequel il groupait dix-sept observations de cholédocotomie. Cet important mémoire est la première monographie publiée sur ce sujet. En 1892, nouveau travail du professeur Terrier sur l'exploration du canal cholédoque. En 1895 et 1896, la question a été abordée à la Société de chirurgie de Paris avec les importantes communications de Quénu, de Michaux, de Tuffier, de Routier, de Schwartz, de Ricard, de Monod, de Lejars et de Marchand. Quénu et Michaux, dans leurs communications, examinent la question aussi bien au point de vue anatomique que chirurgical. Ils fouillent le canal dans tous ses coins et recoins, mettent en relief les difficultés que l'opérateur rencontre le plus souvent dans cette chirurgie du canal cholédoque, établissent les points de repère qui guident l'opérateur dans sa recherche et posent les indications et la technique de cette intervention hardie dans laquelle réside le salut du malade.

En 1896 paraît la thèse de Jourdan que nous considérons comme le meilleur travail d'ensemble publié sur la question qui nous occupe, travail très complet, très documenté, très serré dans ses arguments. M. Jourdan, dans ce travail, rassemblait soixante-douze observations de cholédocotomie. Citons encore, en 1896, une étude très consciencieuse de M. Vautrin, de Nancy, parue dans la *Revue de chirurgie* de 1896, dans laquelle l'auteur apporte l'enseignement de ses expériences sur le cadavre et ses opérations sur le vivant.

A côté de cette chirurgie du canal cholédoque, ou mieux précédée de cette chirurgie, la chirurgie de la vésicule biliaire s'était établie nette dans ses indications, et aujourd'hui elle offre les plus grands services dans les maladies de l'appareil biliaire, constitue une honorable retraite pour le chirurgien toutes les fois que, pour une raison quelconque, une intervention directe sur le cholédoque paraît hasardeuse, et se présente au malade comme une planche de salut sur laquelle accroché le naufragé cholémique peut aborder aisément la terre.

Cette question de la chirurgie vésiculaire est liée de la façon la plus intime à celle du canal cholédoque. D'une part, la lithiase du canal cholédoque est accompagnée, la plupart du temps, de calculs à l'intérieur de la vésicule; d'autre part, en dehors même des indications tirées de cette lithiase vésiculaire, il y a des indications d'une autre nature qui nécessitent une intervention soit simultanée sur le cholédoque et la vésicule, soit n'intéressant que la vésicule. Voilà les raisons pour lesquelles nous passerons en revue et discuterons les indications de cette chirurgie vésiculaire.

Dans notre thèse nous donnons six observations de cholédocotomie, dont quatre publiées dans la thèse de Jourdan citée plus haut. Les deux autres sont inédites. Toutes ces observations nous les devons à l'obligeance de notre aimable maître M. Jaboulay. Nous croyons que ces six observations présentent un certain intérêt sous différents points de vue.

Aussi bien les trois premières qui sont terminées par la mort, que les trois autres qui se terminent par une guérison complète, c'est pour cela qu'une analyse bien succincte ici même ne serait peut-être pas superflue.

L'enseignement pratique qui découle de nos deux premières observations est que le médecin ne doit pas attendre le dernier moment pour faire appel à la chirurgie. Nous ne craignons pas de le dire : c'est en cela que réside, dans la majorité des cas, l'insuccès des interventions sur le cholédoque.

Les trois dernières de nos observations présentent aussi leur enseignement, mais d'une autre nature celles-ci. C'est pour cela que nous trouvons intéressant de faire avec les deux précédentes un rapprochement par opposition. Elles nous montrent de quoi est capable cette chirurgie biliaire, quand elle agit en plein champ de ses droits et quand on s'adresse à elle en temps voulu.

La quatrième et la cinquième de nos observations ont été l'objet d'une intervention en 1893 et 1894. Nous sommes heureux de pouvoir en donner aujourd'hui des nouvelles les plus parfaites. Nous devons ces nouvelles à MM. les docteurs Caze et Laurencin qui, avec l'amabilité la plus parfaite, nous ont donné les renseignements que nous leur demandions. Nous nous faisons un plaisir de leur adresser ici même nos vifs remerciements.

La malade qui fait le sujet de notre quatrième observation « n'a jamais éprouvé la moindre douleur du côté de son foie depuis l'époque de l'intervention », nous écrit son médecin, le docteur Caze, de Chalon-sur-Saône.

Si nous avons quelque chose à noter à cette observation, c'est l'éclatant succès opératoire et thérapeutique, et ensuite les deux points de suture mis sur le cholédoque. C'est la seule fois, parmi les six observations que notre maître a mis des points de suture sur le cholédoque. Il est vrai qu'il n'en a mis que deux.

La cinquième observation n'est pas si simple que la précédente, puisque la malade qui fait le sujet de cette observation était affectée en même temps d'un ulcère simple de l'estomac, qui s'est confirmé depuis : mais la malade, nous écrit son médecin, le docteur Laurencin, de Mâcon, se porte parfaitement bien du côté de son foie.

Cette cinquième observation nous suggère des réflexions de deux ordres :

D'abord elle plaide en faveur de la non suture du canal après son incision. C'est la pratique habituelle de notre maître, pratique pour laquelle M. Quénu penchait déjà en 1896 quand la question de la chirurgie du cholédoque a été abordée pour la seconde fois à la Société de chirurgie de Paris, et pratique qui actuellement compte M. Quénu parmi ses partisans les plus convaincus (Société de chirurgie, décembre 1897). C'est manifestement la mèche qui était la cause de cet écoulement qui a persisté pendant dix mois. La preuve est que la guérison de la fistule s'effectue spontanément avec l'ablation de la mèche. Nous ne voulons pas nous étendre sur la question de la suture, nous la reprendrons quand nous parlerons de la technique opératoire de la cholédocotomie.

Ensuite la persistance de la fistule pendant dix mois vient à l'appui de l'opinion que défendait si brillamment M. Tuffier à la discussion de la Société de chirurgie de Paris de 1896, pour combattre la cholécystectomie, opération à laquelle M. Michaux s'adonne avec enthousiasme depuis 1889, à savoir : toutes les fois qu'une fistule existe à la suite d'une cholécystostomie la cause est toujours inhérente à ce même appareil biliaire. La seconde réflexion nous vient de la persistance de l'élimination des calculs dix jours après l'opération. Dans ce cas une suture hermétique du canal pourrait avoir, comme résultats, les conséquences les plus graves.

Notre sixième observation présente un intérêt tout à fait particulier, que nous croyons unique dans son genre, puisque, en compulsant les nombreuses observations de cholédocotomie, nous n'avons pas rencontré une particularité pareille. La malade a son cholédoque obstrué par un calcul, avec tout le cortège symptomatiques de cette obstruction, mais en plus elle est affectée d'un kyste hydatique du foie, kyste rompu dans les voies biliaires. Cette malade, arrivée au dernier terme de la cachexie, détériorée et abîmée par cette double affection, a vu sa santé et sa couleur revenir, et à sa sortie de l'hôpital, trois mois après l'opération, elle ne portait qu'une petite fistule.

CHAPITRE PREMIER

ANATOMIE

Les recherches anatomiques de Hartmann, celles de Quénu, de Michaux et de Vautrin ont élucidé l'anatomie et précisé les rapports du canal cholédoque.

M. Quénu, dans sa très intéressante étude sur l'anatomie et la chirurgie du canal, publiée dans la *Revue de Chirurgie* de 1895, divise ce canal en trois portions : une première portion sus-duodénale, une seconde retro-duodénale, et une troisième sous-duodénale.

Ce serait peut-être plus chirurgical d'admettre la division de M. Michaux qui, se plaçant au point de vue chirurgical, le divise en deux portions, une sus-duodénale, qui est la portion accessible, et une autre sous-duodénale, d'un accès difficile celle-ci.

Portion sus-duodénale. — Cette partie du canal cholédoque commence à l'union du cystique avec le canal hépatique et finit là où le cholédoque disparaît sous l'angle du duodénum ; cette première portion continue la direction du canal hépatique, se dirigeant de haut en bas et de dehors en dedans ; elle mesure de un centimètre et demi à deux centimètres. Le cholédoque dans ce trajet est situé dans l'épaisseur de l'épiploon gastro-hépatique, affectant les connexions les plus intimes avec le pédicule du foie issu du sillon transverse, à savoir : l'artère hépatique, le tronc de la veine porte, les vaisseaux, ganglions et nerfs du foie. Situé dans l'épaisseur de l'épiploon gastro-hépatique, il en occupe le bord libre ou droit en avant de l'hiatus de Winslow dont il occupe la partie antérieure et inférieure. L'ouverture de cet hiatus varie avec les sujets, étroit et comme bouché par des adhérences chez quelques-uns, il admet chez la plupart les deux doigts.

L'index introduit dans cet hiatus, la pulpe en avant, laisse en arrière de lui la veine cave et l'extrémité droite du lobule de Spigel ; il soulève le tronc de la veine porte, au devant de laquelle sont couchés les canaux cystique et hépatique, qui bientôt convergent au-dessous du bord inférieur de l'hiatus de Winslow. Le cholédoque ne tarde pas à disparaître derrière un prolongement sus-duodénal de la tête du pancréas, dont il longe parfois le bord libre.

Cette partie du canal est bien certainement la partie la plus facilement accessible, n'étant recouverte que par le feuillet péritonéal antérieur de l'épiploon gastro-hépatique. Le cholédoque dans ce court trajet affecte des rapports bien intimes avec les vaisseaux, rapports très bien étudiés par M. Quénu dans son travail cité plus haut.

L'artère hépatique longe le bord gauche du cholédoque, elle s'en éloigne de un à deux millimètres chez certains sujets, surtout quand le doigt introduit dans

l'hiatus soulève le paquet vasculaire ; chez d'autres,
l'artère hépatique divisée d'une façon prématurée, reste
d'abord très éloigné du canal, puis viens croiser obli-
quement ce canal. Si l'artère hépatique est évitable, il
n'en est pas de même pour ses branches, la plylori-
que, la gastro-épiploïque surtout, qui a des rapports
excessivement variables, de la pancréatico-duodénale,
qui tantôt croise la première portion du duodénum
perpendiculairement sans affecter aucun rapport avec
le cholédoque, tantôt empiète sur sa face antérieure.
Les rapports avec les veines comprennent les rapports
avec le tronc de la veine porte et avec quelques branches qui aboutissent à ce tronc.

Le cholédoque est situé sur un plan antérieur à la
veine porte, même la déborde notablement en dehors.
Il arrive même souvent qu'en bas le cholédoque et le
bord droit de la veine forment un angle à sinus inférieur. Des rapports plus directs s'établissent avec quelques afférentes portes. Constamment une branche issue
du duodénum et du pancréas aboutit au tronc porte,
tantôt elle passe en dedans, tantôt elle passe en dehors
et en arrière du cholédoque, souvent quelques gros
ramuscules veineux passent en avant de lui et seraient
susceptibles de donner lieu à une forte hémorrhagie.

Des nombreux ganglions lymphatiques entourent la
portion sus-duodénale du cholédoque. Il faut faire
une mention toute spéciale pour un ganglion décrit
pour la première fois par M. Hartmann à la Société
anatomique de Paris de 1891. Ce ganglion n'a pas de
rapports directs avec le cholédoque, puisqu'il siège à
l'embouchure du canal cystique dans la vésicule, à cet

endroit qu'on est convenu d'appeler le bassinet ou le collet de la vésicule. Ce ganglion offre quelquefois des services pour la recherche du cholédoque.

Portion sous-duodénale. — C'est cette portion que Michaux appelle la portion difficilement accessible du cholédoque. Elle est directement soustraite aux investigations chirurgicales, elle n'est douée d'aucune mobilité, puisque, à ce niveau, le péritoine passe en formant un léger replis de l'épiploon gastro-hépatique sur le duodénum, rendant désormais intimes les connexions de l'intestin avec le cholédoque et le pancréas. Dans ce trajet, le cholédoque continue encore à suivre sa direction originelle de haut en bas et de dehors en dedans, sauf à sa terminaison où il se recourbe un peu en dehors pour venir s'aboucher avec le canal pancréatique qui longe son côté interne dans l'ampoule de Vater ; le canal pancréatique accessoire est appliqué sur la face antérieure du cholédoque. Pour suivre le cholédoque dans ce trajet rétroduodénal, il est nécessaire d'abaisser l'angle duodénal par une incision sur la séreuse et de le disséquer ensuite dans le pancréas. On voit de la sorte que le cholédoque chemine d'abord sur une étendue de 15 millimètres dans une gouttière celluleuse fournie par un prolongement de la glande pancréatique, de sorte que par sa face antérieure il reste en rapport direct avec l'intestin sur cette longueur de 15 millimètres. A partir de ce moment il s'enfonce dans l'épaisseur du tissu pancréatique qui le sépare du duodénum. L'épaisseur de ce tissu interposé entre l'intestin et le conduit atteint parfois près de 1 centimètre.

Toute cette portion est d'ailleurs longée en dedans par l'artère pancraético-duodénale et par des veines nombreuses qui l'accompagnent, de telle sorte que toute la portion recto-duodénale est située dans l'épaisseur du pancréas, bordée et croisée par des vaisseaux nombreux et importants. Si on ajoute que toute cette portion est appliquée en avant de la colonne vertébrale recouverte par l'estomac qui, la plupart du temps, est dilaté, et le bord droit du grand épiploon, on comprend que la portion rétro-duodénale soit d'un accès excessivement difficile.

En ce qui concerne le calibre du canal cholédoque, les recherches de Quénu ont montré que les plus grands diamètres répondaient à sa portion supérieure, son calibre se rétrécissant à mesure qu'il se rapproche de l'ampoule de Vater, de 13 millimètres vers le foie, la circonférence du canal s'abaisse à 6 millimètres au voisinage de l'intestin.

Mais ce qui importe au point de vue de l'arrêt des calculs, ce n'est pas tant la forme générale de son calibre, que la dilatabilité de chacun des points de son trajet. M. Vautrin, poursuivant des recherches expérimentales dans cet ordre, trouve que là où le cholédoque chemine en plein tissu pancréatique présente le minimum de dilatabilité. Dans ses expériences sur des cadavres avec des bougies et des plombs, il rencontrait à ce niveau toujours la même résistance, alors que le cholédoque, étant séparé de ses connexions normales et étalé sur une plaque de liège, ne présentait du tout la même résistance.

Cet obstacle au cours de la bile et au passage des

calculs créé par le pancréas s'accuse davantage lorsque cette glande se sclérose, ou donne naissance à une
tumeur, il en est de même lorsque les ganglions lymphatiques avoisinant le cholédoque s'engorgent, ou
lorsqu'une inflammation localisée suscite autour de la
vessicule biliaire et dans l'espace sous-hépatique des
adhérences rétractiles.

CHAPITRE II

DIAGNOSTIC

M. Quénu, dans son important article de la *Revue de chirurgie*, faisant l'étude critique des symptômes de l'obstruction du canal cholédoque par calculs, s'exprime ainsi : « D'une part, le pronostic de l'affection livrée à elle-même commande l'intervention précoce, et, d'autre part, le diagnostic est entouré de causes d'erreurs et de difficultés souvent insurmontables ; la conclusion à en déduire, c'est que dans tous les cas où les signes de rétention biliaire, persistant depuis trois mois sans aucune amélioration, permettent de supposer l'existence d'un calcul du cholédoque, il faut s'en assurer directement par une laparotomie explorative. »

Certes, c'est avec cette pratique qu'on opérera au bon moment les lithiasiques biliaires.

Compter indéfiniment sur l'expulsion spontanée, c'est risquer d'attendre, en vue d'un résultat fort problématique, une période de désorganisation hépatique telle que toute intervention sera frappée d'avance d'insuccès. Il importe d'autant plus de vulgariser les opérations qui se pratiquent sur le cholédoque, que toute illusion doit être mise de côté relativement au sort qui attend les malades dont le conduit commun de la bile est obstrué par un calcul. Lorsque les phénomènes de rétention biliaire durent depuis trois mois, les chances de désobstruction sont tellement minimes que, dans la généralité des cas, la chirurgie est l'ultime ressource. Il y a tout avantage à ne pas attendre cette déchéance hépatique. Avant que l'état général baisse il faut agir. Cette désorganisation hépatique retentit fatalement sur toute l'économie, étant donné le rôle prépondérant que tient la glande hépatique dans la hiérarchie des organes ; mais, en dehors de cette déchéance de la cellule hépatique prise en elle-même, et vis-à-vis des autres cellules des autres organes, il y a l'intoxication par la bile, dont la voie vers l'intestin est désormais fermée. Déchéance organique du foie, intoxication de l'organisme par la bile, voilà les deux grands facteurs qui font cheminer le cholémique vers la cachexie avec une rapidité surprenante.

Evidemment, il y a des individus qui, après avoir souffert pendant trois ou quatre mois de souffrances atroces, après avoir été torturés de démangeaisons intolérables, et après avoir présenté tout le cortège symptomatique de l'obstruction du cholédoque, finissent par rendre ces calculs. Il y a des individus de cet ordre, mais il n'en est pas moins vrai que l'état général après avoir été tourmenté de cette façon, et surtout l'état local, le foie, après avoir été infecté dans tout son arbre biliaire, il n'en est pas moins vrai que ces individus présenteront toujours leur foie comme un locus minoris restistentiæ, en imminence de l'infection la plus banale. En un mot, ces individus s'ils ont fini d'être des ictériques resteront toujours des « hépatiques », pour employer l'expression heureuse de Glénard, et ressemblent alors à ces feuilles mortes que le vent tourne et retourne, qui ne tiennent à l'arbre que par leur tige, jusqu'à ce que la première tempête venue les emporte avec elle.

La première question à élucider est celle de savoir si, dans l'état actuel de nos connaissances, les médecins sont capables de porter à coup sûr le diagnostic de lithiase du cholédoque. Leur réponse est à bon droit négative. Les phénomènes de rétention biliaire ne sont pas la conséquence obligée de la lithiase du cholédoque ; l'ictère peut manquer, la bile filtrant autour du calcul ou des calculs, ou ne se montrer qu'à l'état d'ébauche peu prononcée et transitoire.

Mais admettons le syndrome de la rétention biliaire chronique, celui-ci peut reconnaître les causes les plus diverses. Toutes les affections des voies biliaires peuvent l'engendrer, telles les inflammations angiocholiques ou les inflammations du cholédoque, les cancers limités au cholédoque, certaines cirrhoses hépatiques, etc.

Le signe de Terrier-Courvoisier à savoir : l'atrophie de la vésicule en cas de lithiase, sa dilatation en en cas d'obstruction cancéreuse est sans doute un bon signe, mais sa valeur n'est pas absolue, le fait n'étant pas constant ou parfois d'une constatation difficile à cause de l'hypertrophie du foie, et encore ce signe ne peut rendre des services que quand on le constate de visu, après l'ouverture du ventre, puisque il y a des dispositions spéciales du foie, comme celle qui a été décrite par Riedel pour la première fois, sous le nom d'appendice languiforme du foie, disposition qui peut induire en erreur le chirurgien et lui faire croire qu'il a sous la main une vésicule dilatée. Le professeur Terrier, et Tuffier après lui, ont insisté sur une autre cause d'erreur, c'est quand les adhérences agglutinent et fondent pour ainsi dire les organes qui entourent la vésicule en un même bloc. Dans ce cas encore, à la palpation, on croit avoir sous la main une vésicule dilatée.

Les mêmes réserves sont à faire, quant au diagnostic des causes extérieures aux voies biliaires amenant la compression du conduit commun, telles que les compressions par des tumeurs ganglionnaires, kystiques, etc., et tout spécialement par les tumeurs limitées à la tête du pancréas.

En résumé, dans toute une catégorie de faits très nombreux, le diagnostic de l'obstruction du cholédoque est impossible. C'est pour toutes ces raisons que nous croyons que la doctrine de M. Quénu est basée sur des arguments solides.

M. Michaux, dans sa très importante communication à la Société de Chirurgie de Paris, a objecté à M. Quénu que « ces malades résistent mal, même à une opération légère, et certains d'entre eux, qui vont encore à peu près, tombent dès qu'on les touche ». Au contraire, nous croyons que la laparotomie explorative s'impose. Le malade, qu'il soit lithiasique ou qu'il soit cancéreux, n'a que profit à tirer de cette exploration ; s'il est lithiasique, l'exploration sera terminée par une opération curative et voilà sa maladie attaquée dans sa cause ; s'il est cancéreux, l'opération sera purement palliative. Voilà un malade qui a son cholédoque obstrué par un cancer de la tête du pancréas, ce malade se cachectise par son cancer, mais il s'intoxique encore par sa bile ; en remédiant à cette seconde intoxication par une entérostomie biliaire, ou simplement par une cholécystostomie, nous croyons qu'on rend, par cela même, son fardeau plus léger.

Mais, si le diagnostic est difficile, le chirurgien n'en doit pas moins doubler son attention ; si imparfaits que soient les signes de la lithiase du cholédoque, on ne doit en négliger aucun. Il faut savoir les grouper pour augmenter par l'un la valeur des autres, ne pas rejeter, si faibles qu'elles soient, les ressources que la clinique met à notre disposition.

Lorsque les malades ont recours au chirurgien, ils sont rarement à la première période de la lithiase biliaire, alors que le tableau morbide est déjà touffu et chargé de nombreux malaises successifs, au milieu desquels il faut savoir démêler les symptômes qui indiquent une obstruction du cholédoque.

En interrogeant minutieusement on apprend que, depuis longtemps le malade souffre des crises hépatiques plus ou moins fréquentes, de troubles digestifs et de constipation. Les coliques, d'abord courtes et espacées, se sont rapprochées depuis plusieurs semaines ou plusieurs mois : elles sont devenues surtout beaucoup plus longues, se prolongeant le plus souvent pendant plusieurs jours. En s'aggravant comme fréquence et comme durée, les crises se sont compliquées d'ictère persistant ou intermittent, de démangeaisons sur le corps, d'insomnies, de décoloration de selles, d'émission d'urines chargées de matières colorantes biliaires. Si on palpe la région du foie, on trouve cet organe dépassant le plus souvent le rebord costal. Lorsque la maladie dure depuis plus longtemps, l'amaigrissement s'accuse et fait bientôt place à la cachexie.

Tel est le tableau résumé de l'obstruction du cholédoque, ou plutôt de la rétention biliaire, mais lorsque cette rétention est incomplète ou intermittente, les symptômes précédents font défaut pour la plupart ; il est nécessaire alors de suivre le malade pendant un certain temps pour comprendre sa maladie.

M. Vautrin, dans son consciencieux travail de la *Revue de Chirurgie*, insiste sur un signe qui l'a beaucoup aidé à poser le diagnostic exact dans les cas qu'il a eu à traiter. C'est la douleur déterminée par la palpation au niveau du cholédoque en déprimant la paroi abdominale jusqu'à la colonne vertébrale. On peut sentir quelquefois à droite une induration qui, sous la pression, devient très douloureuse ; il est évident que dans ces cas cette douleur est provoquée par la pression qu'exercent les doigts en comprimant le cholédoque. Cependant les adhérences péricystiques et autour du cholédoque doivent être pour beaucoup dans cette douleur.

M. Vautrin conseille de se placer du côté gauche, d'étendre la main en dehors du muscle droit et d'appuyer doucement comme si on voulait atteindre et palper la gouttière vertébrale droite. Si le malade est amaigri, on détermine à un certain moment une douleur vive à la pression, et on peut même sentir une induration profonde ; nous répétons que les adhérences peuvent simuler tout cela.

En résumé, le diagnostic ne sera jamais assez ferme pour rendre la laparotomie exploratrice inutile. Trop souvent celle-ci a permis de découvrir des calculs, alors que l'on semblait en droit de songer plutôt à un cancer. On ne saurait donc refuser au malade le bénéfice d'une exploration qui pourra conduire à une cure radicale.

CHAPITRE III

EXPLORATION DU CANAL CHOLÉDOQUE

C'est le moment de parler de cette incision abdominale qui a suscité beaucoup de discussions à la Société de chirurgie de Paris.

Les chirurgiens se divisent en deux parties, ceux qui partagent l'opinion de Quénu et, par conséquent, préconisent l'incision médiane, et les autres qui se mettent du côté de Michaux pour faire l'éloge de l'incision latérale. Et les uns et les autres s'appuient sur des raisons très valables.

M. Quénu dit que l'incision médiane est l'incision de choix pour l'exploration du canal cholédoqne, puisque ses recherches ont montré que ce canal se trouve plus rapproché de la ligne médiane que de la ligne sur le bord externe du droit. Dans la rétention biliaire par obstruction du cholédoque, ce qu'on ignore c'est la nature de cette obstruction. Or, pour la déterminer, il faut une exploration minutieuse de tout le canal et il n'est pas douteux que cette exploration se fasse beaucoup plus facilement par l'incision médiane que latérale. Donc à priori, c'est l'incision de choix. De plus, cette ligne médiane ne renferme pas de vaisseaux volumineux et on n'est pas exposé à des hémorrhagies toujours sérieuses chez les hépatiques. Au contraire, l'incision sur le bord externe du droit expose aux hémorrhagies à cause des branches anastomosiques de l'épigastrique et de la mammaire interne avec les artères latérales de l'abdomen. En plus, cette incision médiane donne plus de lumière, puisqu'elle va en haut jusqu'à l'appendice xyphoïde, ce qui rend les plus grands services, étant donnée la profondeur quelquefois considérable dans laquelle on travaille, par suite de l'hypertrophie très fréquente du foie, et de la surcharge graisseuse des mésentères et des épiploons.

M. Michaux, qui n'a pas changé d'opinion depuis sa première communication, répond que, dans le plus grand nombre des cas, la lithiase biliaire n'est pas confinée seulement au cholédoque ; plus de deux fois sur trois, la lithiase vésiculaire existe concomitamment, et souvent le calcul du cholédoque n'est que le complément, l'accessoire de la lithiase vésiculaire. Or, la ligne médiane n'est pas le chemin pour aller à la vésicule ; d'autre part, M. Michaux a montré dans sa communication de 1895, tout le parti que l'on peut tirer de la vésicule pour s'orienter dans la recherche difficile du cholédoque, tous les avantages qu'une cholécystectomie antérieure fournissait à l'opérateur, en lui mettant dans la main un guide et un tracteur qui l'amènent directement sur le cholédoque. Nous croyons que l'incision, qu'elle soit médiane ou latérale, doit être assez grande pour que l'opérateur ne soit pas gêné pour l'exploration du canal. Si on était gêné rien n'est plus facile que de sectionner transversalement une partie du droit et agrandir ainsi le champ opératoire.

L'exploration du canal cholédoque peut s'accomplir dans deux conditions bien différentes. Dans un premier cas, il n'existe aucun changement dans les rapports normaux, les épaississements inflammatoires autour de la vésicule et autour du cholédoque manquent, ou ne sont pas assez accentués pour masquer complètement, et rendre méconnaissables les connexions des voies biliaires.

Dans un deuxième cas, le ventre ouvert, on se trouve en présence d'adhérences, de rétractions telles, que toute trace de l'appareil excréteur semble avoir disparu, et qu'il faut aller chercher la vésicule et le cholédoque au milieu d'un magma cicatriciel, formé par des épaississements inflammatoires et des adhérences péricystiques, qui rendent tous les organes méconnaissables, et tout repère anatomique illusoire.

Ce serait encore une erreur de croire que, même dans les conditions anatomiques normales, le canal cholédoque est facile à sentir et à voir. Les parois de ce canal sont peu épaisses et ne se sentent guère à la main; il faut alors, pour le trouver au cours d'une opération, une dissection soigneuse. D'ailleurs, si on ne le sent pas, c'est qu'il ne contient pas des calculs et dès lors on n'a pas besoin de l'inciser. Ce que l'on cherche dans l'exploration du canal, ce sont les calculs, et les sensations qu'ils donnent dans l'exploration méthodique ne sauraient guère tromper. Tout au plus pourrait-on, dans quelques cas, prendre pour des calculs du cholédoque les ganglions voisins, ou les lobules pancréatiques qui bordent quelquefois en dedans et en dehors l'extrémité supérieure de la tête du pancréas, principalement s'ils étaient augmentés de volume et indurés. Il est bon d'être prévenu de cette difficulté, et l'hésitation ne se présente que dans les cas difficiles, où les voies biliaires sont absolument enveloppées d'adhérences.

Dans cette exploration du canal cholédoque, nous sommes en présence de deux cas, suivant que le calcul siège dans la portion accessible, ou suivant que le calcul siège dans la portion sous-duodénale. Dans le premier cas, les règles ont été données par M. Quénu avec grande précision. Le foie étant relevé, garni d'une compresse et maintenu par un aide, les intestins maintenus en bas par une large compresse, l'estomac écarté à gauche, on se dirige immédiatement sur l'hiatus de Winslow.

Cet hiatus crée un rapport essentiel au cholédoque et fournit un repère sûr pour son exploration. Malheureusement, il est quelquefois comblé par des adhérences, d'autres fois il est petit et admet à peine l'introduction du doigt. Si l'index suit le canal cystique, qui prolonge le col de la vésicule en restant un peu en dehors de lui, il est bientôt arrêté par un éperon ligamenteux qui n'est autre chose que le bord externe de l'épiploon gastro-hépatique ; ce bord est plus ou moins saillant suivant les sujets, quelquefois il est assez développé pour constituer un véritable ligament hépato-duodénal. Il suffit de contourner ce relief ligamenteux, tendu par l'aide qui soulève le foie, pour pénétrer au-dessous de lui, dans l'ouverture de l'hiatus de Winslow.

L'index gauche introduit dans l'hiatus et recourbé en crochet supporte dans sa paroi antérieure le cholédoque et les vaisseaux qui se rendent au foie. Pendant ce temps-là, l'index droit doit s'appliquer sur la face antérieure de l'épiploon gastro-hépatique, et suivre son bord droit; il est impossible par cette exploration qu'on puisse laisser inaperçu un calcul logé, soit à l'embouchure des canaux cystique et hépatique, soit dans la portion sus-duodénale du cholédoque.

Les calculs sentis à travers les parois du cholédoque présentent une consistance caractéristique que n'offrent pas les ganglions plus ou moins indurés qui peuvent se trouver tout autour du cholédoque, ni les indurations néoplasiques du tissu pancréatique. En cas d'incertitude on serait du reste autorisé à inciser l'induration et à vérifier sa nature. La tâche est malheureusement moins facile dans les cas assez nombreux où l'affection biliaire a entraîné la formation d'adhérences. On ne retrouve pas la vésicule, on tombe sur des adhérences qui ont rapproché et accolé le duodénum et le foie, le colon transverse à la vésicule. Dans les cas de cette nature on commence toujours par détruire les adhérences qui réunissent tous ces organes ensemble, de manière à pouvoir relever et explorer la face inférieure du foie. D'une part, la vésicule plus ou moins ratatinée a sa loge indiquée par l'encoche du bord inférieur du foie, ou par un épaississement notable du tissu cicatriciel; d'autre part, l'angle de la première avec la seconde portion du duodénum serviront de points de repère. Quelquefois l'induration autour du calcul sera le seul point de repère, et le toucher jouera le plus grand rôle dans la recherche et du cholédoque et du calcul. Cette libération des adhérences est ordinairement très pénible et nécessite beaucoup de précautions pour éviter de perforer le colon, le duodénum, ou l'estomac; des faits pareils ont été notés. (Observations de Kehr et Riedel citées par Jourdan.)

L'exploration de la portion rétro-duodénale constitue la partie la plus délicate de l'exploration. C'est dans cette région du cholédoque que les calculs peuvent passer inaperçus. Nombre de chirurgiens ayant ouvert le ventre se sont contentés d'une exploration sommaire, ont négligé de scruter minutieusement la région rétro-duodénale, et, croyant à l'absence de calculs, ont refermé le ventre sans avoir rendu service à leurs malades. D'autres, sentant une induration profonde dans la région pancréatique, ont cru à un cancer quand il existait une pierre solidement encastrée. Que de fois un calcul de moyen volume caché dans la région inaccessible du cholédoque a-t-il trompé la sagacité d'un chirurgien expérimenté! Les faits de Kehr, de Riedel, de Terrier en sont une preuve. Ces chirurgiens, après une première opération sur la vésicule, suivie d'exploration du cholédoque, ont cru pouvoir suturer la paroi abdominale en toute sécurité. Quelque temps après, la persistance des troubles et de la rétention biliaire les obligeait à tenter, dans des conditions moins bonnes, une cholédocotomie secondaire. La nécessité où l'on se trouve, après laparotomie, d'élucider

la nature de l'obstacle à l'écoulement de la bile siégeant sur la partie inférieure du cholédoque, oblige
à ne pas se borner à une exploration sommaire, à une
simple palpation à travers la masse des tissus intes-
tinaux et glandulaires. La méthode rationnelle pour
rendre accessible le cholédoque serait de décoller
l'intestin des parties sous-jacentes et du pancréas.
M. Vautrin a étudié ce point spécial dans ses expériences sur huit cadavres et vérifié trois fois sur le
vivant.

Quand on exerce sur la seconde portion du duodénum
une légère traction, on distingue aisément la ligne de
de démarcation précise entre l'intestin et l'épiploon
gastro-hépatique, c'est sur cette ligne que M. Vautrin
incise la séreuse parallèlement à la convexité de
l'angle du duodénum : on prolonge l'incision sur le
bord externe de la seconde portion du duodénum, pour
libérer les adhérences péritonéales au dehors ; il suffit
dès lors de décoller avec l'ongle l'intestin des tissus
sous-jacents en réclinant en bas la portion libérée,
et on découvre ainsi la partie du cholédoque qui se
trouve dans la gouttière du pancréas. Le décollement
au niveau des points où la glande enveloppe le canal
et adhère à l'intestin est plus difficile, cela tient à
l'adhérence intime des lobules glandulaires avec les
tuniques musculaires de l'intestin. M. Vautrin se sert
des ciseaux en intéressant plutôt le pancréas que l'intestin. Pour la portion intra-pancréatique, M. Vautrin
conseille d'inciser le pancréas avec le thermocautère,
parce qu'en incisant la glande au bistouri on serait
exposé à une hémorrhagie abondante provenant des

nombreux vaisseaux qui siégent dans cette région, surtout de l'artère pancréatico-duodénale et des veines volumineuses anastomosées avec les veines du grand épiploon et des veines de la portion terminale de l'estomac. Nous croyons que le procédé d'exploration intra-pancréatique de M. Vautrin est un peu hardi; c'est une exploration qui présente tous les dangers d'une grande opération. On travaille dans une profondeur quelquefois considérable, on est entouré des vaisseaux volumineux de tous côtés, on chemine en avant de l'énorme veine cave, et tout cela pour faire simplement une exploration qui parfaitement peut n'aboutir à rien !

CHAPITRE IV

OPÉRATIONS POUR REMÉDIER A L'OBSTRUCTION CALCULEUSE DU CHOLÉDOQUE

Sous ce terme générique nous envisagerons les opérations qui ont pour but, soit d'attaquer directement le calcul dans le cholédoque, soit de parer simplement à la rétention biliaire par une opération palliative.

Ce premier groupe comprend :

Le refoulement du calcul.

La cholédocolithotripsie.

La cholédocotomie.

Le second groupe comprend la cholécystostomie, et l'entérostomie biliaire, opérations palliatives toutes les deux.

Nous passerons en revue et nous discuterons toutes ces opérations.

1° *Refoulement du calcul.* — Ce refoulement du calcul soit en haut dans la vésicule, soit en bas dans le duodénum, constitue à coup sûr la méthode idéale du traitement des calculs du cholédoque.

Plusieurs chirurgiens, entre autres Routier, Hartmann, Tuffier, y ont eu recours et ont pu épargner à leurs opérés les risques d'une opération plus complexe. Tout récemment encore, dans la séance du 17 novembre 1897 de la Société de chirurgie de Paris, MM. Routier et Michaux, présentaient chacun un cas traité avec succès par cette méthode. Il faut dire que les conditions dans lesquelles cette méthode peut réussir sont bien restreintes. Ces conditions sont les suivantes : perméabilité du canal cystique et volume pas trop petit de la vésicule, volume assez faible du calcul, calcul facilement accessible, c'est-à-dire siégeant dans la portion supérieure du cholédoque. Calcul mobile et facilement mobilisable. Il faut encore que le calcul ne soit pas couvert d'aspérités, quoique cette condition se confonde avec la mobilité du calcul. Le calcul qui présente des aspérités est toujours enclavé. Cet ensemble de conditions manque le plus souvent. Les calculs sont ordinairement trop volumineux et enclavés, le canal cystique est rétracté comme la vésicule, ou insuffisamment perméable. L'échec de ces tentatives est mentionné dans bon nombre d'observations de cholédocotomie. Si le calcul est trop gros pour trouver passage dans le canal cystique, on cherche à le fragmenter, ce qui est généralement facile; mais cette fragmentation est d'un succès douteux, car elle expose à oublier dans le cholédoque des fragments qui peuvent causer des récidives. On éprouve assez de peine à faire doubler au calcul le cap de l'embouchure du cystique; il a plus de tendance à prendre la direction du canal hépatique et à se réfugier sous le foie, où il n'est plus possible de le retrouver. Semblable accident est arrivé à Terrier et à Blund-Sutton dans deux opérations de cholédocotomie. Pour faire prendre au calcul la direction du cystique, il sera bon de placer un doigt en amont du confluent de ce dernier avec le cholédoque. Une fois le calcul engagé dans le cystique, la progression vers la vésicule s'accomplit en général facilement. Une cholécystostomie terminera l'opération sans risques sérieux pour le malade. Il peut arriver encore, ou bien que le calcul engagé dans le cystique ne puisse être amené dans la vésicule, ou bien que la vésicule soit trop atrophiée, et trop modifiée par l'inflammation pour pouvoir être fixée à la peau. Dans ces conditions le chirurgien agit selon la nécessité du cas, il peut substituer, par exemple, à la cholédocotomie une opération moins grave et plus facile, la cysticotomie.

2° *Cholédocolithotripsie.* — Depuis que Luñgenbuch a, le premier, broyé des calculs dans le cholédoque, les observations semblables se sont multipliées. Mais la question de la lithiase biliaire se pose d'une autre façon qu'en 1886, quand l'éminent chirurgien allemand exécutait sa première lithotripsie à travers les parois du cholédoque.

A cette époque, la question de l'origine microbienne des calculs n'existait pas. La question a changé de face, depuis que nous avons appris à mieux connaître le processus de la lithiase biliaire, surtout depuis les travaux de Galippe, de Naumyn, de Gibert, de Letienne, etc. Evidemment, avec un processus pathogénique pareil, l'écrasement des calculs à travers les parois du cholédoque peut présenter des réels dangers. En écrasant un calcul dans le cholédoque, on met, d'une part, en liberté les microbes pathogènes que ce calcul renferme à l'état de virulence plus ou moins grande et, d'autre part, on crée dans les parois du canal des solutions de continuité, bien disposées, pour l'inoculation microbienne.

Si, par hasard, la résistance de l'opéré est diminuée, l'infection se produit fatale et rapide. La lithotripsie du cholédoque n'est donc pas dépourvue des dangers. On croit, en la pratiquant, épargner au malade les périls de la cholédocotomie et on l'expose aux mêmes causes d'infection, sans être du tout sûr d'avoir fait une opération aussi radicale que la cholédocotomie.

La lithotripsie biliaire ne présente pour nous qu'un seul point intéressant, c'est d'avoir servi comme la première étape à la chirurgie proprement dite du cholédoque, la cholédocotomie ; mais jugée comme opération elle ne présente que des contre-indications, à cause du mauvais état des parois du canal, sur lesquelles on exerce des pressions plus ou moins fortes, soit avec les doigts, soit avec des pinces. A cause de la dureté plus ou moins grande que le calcul peut présenter, dans ce cas, l'inutilité de l'intervention se double du danger qu'elle fait courir aux parois du canal. Ensuite, il est possible que les débris du calcul ne soient pas conduits jusqu'au duodénum aussi facilement qu'on pouvait le croire, comme le remarquait M. Terrier au Congrès français de chirurgie de 1892.

D'autre part, si les fragments ne sont pas assez réduits, on court le danger d'un nouvel enclavement dans la portion terminale du canal ; en effet, supposant même que ces débris soient assez petits pour pouvoir individuellement franchir le cholédoque, rien ne garantit qu'ils ne s'agglutineront pas pour obstruer la terminaison du canal.

La lithotripsie, par sa simplicité et sa rapidité, quoiqu'il n'en est pas toujours ainsi, tente le chirurgien qui lui accorde une confiance exagérée. Les faits sont nombreux où, après des tentatives d'écrasement et de refoulement des fragments, la cholédocotomie a dû être accomplie séance tenante, ou secondairement dans des conditions plus mauvaises. Malgré cela, certains chirurgiens, comme Hormes (cité par Vautrin), restent partisans de l'écrasement des calculs et recommandent d'y avoir recours avant d'employer tout autre moyen. Roux a obtenu par la lithotripsie (cité par Jourdan) deux succès : une fois il a écrasé le calcul entre les doigts, une autre fois il le brisa en le comprimant sur la colonne vertébrale. Ce dernier procédé n'inspire que de la méfiance à cause du voisinage des vaisseaux sanguins.

Nous ne dirons rien de l'acupuncture, qui a été surtout employée en Allemagne, c'est un procédé qui est justiciable des objections les plus sévères.

3° *Cholédocotomie.* — Nous avons vu que le refoulement des calculs dans certains cas peut réussir, mais ces cas sont assez rares. Nous avons vu que ce refoulement ne peut se faire que dans deux circonstances : quand le calcul est mobile et, en second lieu, quand il siège dans la portion accessible du cholédoque. D'autre part, en faisant la critique de la lithotripsie, nous avons vu qu'il n'y avait que des objections à lui faire, il nous reste maintenant à examiner l'incision du cholédoque, que nous considérons comme le véritable procédé chirurgical.

La cholédocotomie, excellente opération envisagée en elle-même, peut présenter dans certaines circonstances des contre-indications formelles, qui peuvent souvent décider le chirurgien, nous ne dirons pas avec M. Michaux, à s'abstenir de toute opération sur les voies biliaires, mais à s'abstenir d'une intervention directe sur le canal cholédoque ; nous verrons dans un moment que, même dans ces cas, la chirurgie biliaire met à la disposition du chirurgien des ressources qui lui permettent toujours de porter un remède palliatif.

En faisant l'étude de l'exploration du canal cholédoque, nous avons vu que, dans certains cas, cette exploration peut présenter des difficultés insurmontables, le cholédoque avec son calcul se dérobant tout à fait à l'exploration la plus méthodique ; c'est dans ces cas que la vésicule peut rendre les plus grands services, soit pour orienter le chirurgien à la recherche du canal, soit que c'est elle-même qui paye tous les frais de l'intervention. Dans d'autres circonstances une opération simultanée sur le cholédoque et la vésicule est jugée nécessaire. C'est pour ces raisons que nous associerons, dans cette partie de notre travail, la cholédocotomie à la cholécystostomie et à l'entérostomie biliaire. Maintes fois on combine ces opérations ou on substitue par nécessité, l'une à l'autre. M. Delplet, par exemple, communiquait à la Société de chirurgie, en 1896, deux cas d'obstruction du cholédoque traités avec succès par l'entérostomie biliaire ; ces deux cas étaient bien justiciables de la cholédocotomie, mais les difficultés trop grandes que le chirurgien a rencontrées pendant l'exploration pour trouver le calcul, d'autre part, l'état du malade qui rendait très hasardeuse une longue opération, décidaient l'opérateur à se borner à cette entérostomie. D'autres fois, c'est à une cholécystostomie que l'opérateur limite son opération, pour les raisons que nous avons à examiner à la suite.

« La pathologie du foie est dominée par le fait de l'infection biliaire », disait le professeur Terrier. Les récentes recherches sur le rôle des microbes dans la formation des calculs ont démontré qu'il y avait lieu de redouter, dans les opérations sur les voies biliaires, l'infection par le coli bacille ou par la streptocoque. Le rôle du coli bacille a été bien mis en relief par la communication de Letienne, en 1895, au Congrès de Bordeaux ; en arrière de l'obstacle du cholédoque s'accumule une boue épaisse où se cultivent de nombreuses colonies ; la bile plus ou moins infectée, après la levée de l'obstacle, va se déverser dans la séreuse et l'inoculer.

Toutes les causes de l'infection qui guettent le malade peuvent disparaître par un drainage préventif des voies biliaires, c'est-à-dire par la cholécystostomie. Cette opération, en combattant la cholémie et en désinfectant les voies biliaires, relève les forces du malade et permet, dans un temps plus ou moins éloigné, l'incision du cholédoque sous de meilleures conditions.

Mais, à côté de l'infection et consécutive à elle, il y a la désorganisation et la déchéance de la cellule hépatique qui peut rendre le pronostic excessivement réservé dans certaines circonstances, comme le prouvent les observations de Duplay, Terrier et Doyen. Cette insuffisance hépatique est commune chez ces malades surmenés par la douleur et les accidents de la rétention biliaire répétés. La glande hépatique de ces malades est impropre à remplir son rôle d'épuration.

Ce sont ces réflexions que nous pouvons résumer en deux mots : état fonctionnel et état bactériologique du foie d'une part, d'autre part, les difficultés que l'opérateur rencontre au cours même de son intervention, ce sont toutes ces conditions qui peuvent tracer, pour ainsi dire, le plan opératoire du chirurgien. Il procédera, suivant les cas, à une cholédocotomie simple, quand le calcul siège uniquement dans le cholédoque. Dans un autre cas il associera la cholédoctomie à une intervention sur la vésicule, quand la lithiase a envahi en même temps le cholédoque et la vésicule.

Dans un troisième ordre de faits, il procédera à une cholédocotomie secondaire, il fera, pour ainsi dire la cure de la maladie en deux temps. Dans un premier temps on procède à une cholécystostomie, qui aura pour résultats la désinfection de l'appareil biliaire et l'amélioration de l'état général, qui permettront d'exécuter, dans un second temps, l'incision et l'extraction des calculs dans des conditions meilleures.

Dans un dernier ordre des faits, il procédera à une entérostomie biliaire.

Dans la cholédocotomie simple nous procéderons de la même façon que pour l'anatomie et l'exploration du canal cholédoque et nous envisagerons, par conséquent, les cas où le calcul siège dans la portion supérieure, et les cas où le calcul siège dans la portion inférieure.

La cholédocotomie, quelquefois facile chez les sujets maigres à foie peu volumineux, devient excessivement difficile chez les obèses avec une surcharge graisseuse considérable des mésentères et des épiploons, et chez les malades à foie hypertrophié. Elle peut devenir quelquefois impraticable, si, outre la surcharge graisseuse et l'hypertrophie du foie, les adhérences ont déformé la disposition normale des organes. Alors les difficultés opératoires deviennent insurmontables. On sent le calcul au bout du doigt, on doit inciser le canal appliqué sur la veine porte, côtoyé par l'artère hépatique, parfois croisé par la gastro-épiploïque droite ou une de ses branches, presque toujours recouverte par des branches veineuses duodénales ou gastro-épiploïques. La mise à jour du calcul est périlleuse, la suture de l'incision impossible. Plus d'un chirurgien s'est trouvé aux prises avec de pareilles difficultés. Thonton rapporte (cité par Terrier in *Revue de Chirurgie* 1892), qu'il était tellement gêné par le volume du foie, qu'il fut obligé d'opérer dans la profondeur à l'aide du toucher et de guider son bistouri sur son index gauche. La première incision fut suivie d'un tel flot de sang, qu'il craignit d'avoir blessé la veine cave, mais ce sang provenait de la veine gastro-épiploïque droite; malgré ces difficultés la suture fut possible et la malade guérit.

Cette même hémorrhagie a inquiété plusieurs opérateurs dans les mêmes circonstances; mais, dans aucune observation de cholédocotomie, nous ne trouvons mentionnée soit la blessure de la veine porte, soit celle de la veine cave, soit celle de l'artère hépatique.

Le cholédoque incisé sur le calcul, les doigts placés dans l'hiatus de Winslow, si cela est possible, soulèvent le calcul et tendent à le faire sortir par l'incision. Ce soulèvement a un autre avantage : il comprime pour ainsi dire par traction le canal cholédoque qu'il aplatit, et diminue par ce fait l'afflux de bile qui ne manque pas de se produire, dès que le canal est ouvert et le calcul enlevé. S'il y a plusieurs calculs siégeant soit inférieurement dans le cholédoque, soit supérieurement dans le canal hépatique, des pressions digitales douces et faciles les amènent successivement au point incisé et on les expulse par pressions, comme on ferait pour un noyau de cerise ; si l'extraction était trop pénible, on s'aiderait d'une petite curette et au besoin on fragmenterait le calcul.

Ces manœuvres, faites sous les yeux, sont très différentes des manœuvres de lithotripsie faites en aveugle sur le calcul. Les calculs sortis, il est nécessaire de pratiquer le cathétérisme des voies bilieuses pour vérifier la perméabilité du cholédoque jusqu'à l'ampoule de Vater. Nous considérons ce temps de l'opération comme très important. Tantôt le canal est tellement dilaté que l'exploration peut être faite avec les doigts, tantôt au contraire les replis de la muqueuse au delà de l'obstacle obstruent tellement la lumière du canal, que le passage d'une bougie en gomme ne peut être effectuée. C'est dans ces conditions que la cholécystostomie est indiquée en attendant le retour du cholédo-

que à un calibre plus normal. Selon M. Michaux la sonde
cannelée est bien préférable à la bougie en gomme
pour le cathétérisme, car elle transmet bien mieux à
la main les moindres contacts qu'elle éprouve.

Avec la suture, cette suture qu'on fait toujours, et
et qui ne tient jamais, nous abordons un point délicat
de la chirurgie du cholédoque.

Faut-il faire la suture du canal, ou faut-il ne pas la
faire ?

Cette question délicate a une importance toute particulière. Nous avons vu au commencement de ce travail que notre maître, M. Jaboulay, n'est pas partisan
de la suture; parmi ses six cholédocotomies, il n'a
pratiqué la suture qu'une seule fois, et encore incom-
plètement. Nous voyons aussi avec plaisir M. Quénu,
qui s'est occupé de la chirurgie du canal cholédoque
avec une compétence toute particulière, renoncer à
cette même suture.

Nous croyons que cette cholédocotomie sans sutures, est la pratique la plus recommandable pour les
raisons suivantes : d'abord la suture ne tient jamais ou
presque jamais, comme nous venons de le dire, c'est
un fait que nous avons constaté dans les nombreuses
observations de cholédocotomies que nous avons étu-
diées. Eh bien, puisqu'elle ne tient jamais, pourquoi
la faire ?

Il y a des chirurgiens qui prennent les attentions les
plus subtiles à cette suture, ils mettent d'abord un
premier plan de 5-8 points séparés, et après, un second
en surjet, ils combinent le catgut avec la soie fine; il
y en a d'autres qui, pour plus de précautions, font un

troisième plan de sutures, en ramassant les débris de
l'épiploon gastro-hépatique ; et la suture n'en éclate pas
moins pour cela. Et nous nous figurons bien quelle
peine doit éprouver le chirurgien pour mettre ces deux
ou trois plans de sutures dans cette profondeur, étant
gênée de tous les côtés, et étant obligé quelquefois de
recommencer la besogne, puisque les fils ne peuvent pas
tenir à cause de la friabilité et du mauvais état des
parois du canal.

Et, dans tout cela, il y a des inconvénients de plusieurs ordres, qui pourraient être préjudiciables à
l'opéré à plusieurs points de vue. D'abord cette suture
est inutile, et par cela même, et envisagée en elle-
même, nuisible. Ensuite elle fait durer l'opération beaucoup plus longtemps, ce qui peut avoir les conséquences
les plus fâcheuses par l'état des malades, épuisés
qu'ils sont par la douleur et l'intoxication biliaire.
Mais le meilleur argument contre cette suture nous
vient de cette même suture, toutes les fois qu'elle tient,
ce qui arrive dans de rares circonstances, dans ces cas
les selles restent décolorées après avoir été momentanément colorées par la bile, le malade entre dans un
stade aigü d'intoxication et d'infection qui menace à
brève échéance sa vie, si on ne va pas le plus vite
possible défaire cette même suture qui leur a donné
tant de peine. M. Quénu a rapporté des exemples les
plus convaincants, dans ses observations présentées à
la Société de chirurgie de 1897.

Tous ces dangers sont des dangers immédiats pour
ainsi dire, mais il y en a d'autres plus ou moins tardifs
et qui sont liés à la lithiase et à l'évolution de cette

lithiase. Avec ces malades, chez qui la rétention biliaire dure depuis plus ou moins longtemps, on ne sait jamais si la lithiase n'a pas envahie la partie supérieure de l'arbre biliaire, ce qui arrive rarement, mais arrive, comme nous le prouvent les observations de Reclus, de Lejars, de Ricard, de Quénu, et notre cinquième observation, qui toutes mentionnent que, les jours suivants à l'opération, le pansement renfermait de nombreux calculs, qui certainement avaient une provenance intra-hépatique. Que la vésicule biliaire soit le lieu d'élections pour la formation des calculs, cela est un fait qui n'est pas contesté du tout ; mais ce processus lithiasique n'est pas sa seule et exclusive propriété, comme le prouvent, entre autres, les observations que nous venons de citer, et comme le prouvent certaines intervations pendant lesquelles on rencontre parfois des calculs en plein tissu hépatique, et qui témoignent de cette origine intra-parenchymateuse. (Lejars, *Revue de chirurgie*, 1896)

Donc danger de la prolongation de l'opération, danger d'un nouvel enclavement des calculs venant de plus haut, et dangers de l'inflammation probable du canal, dont le mauvais état de ses parois et de sa muqueuse prédispose d'une façon toute particulière à l'obstruction totale de la lumière du canal ; du moins c'est de cette façon que nous expliquons le fait de la rétention biliaire consécutive à la cholédocotomie avec sutures, quand un nouvel enclavement par des calculs n'est pas en cause. Ce sont toutes ces raisons qui nous font rejeter d'une façon absolue la suture du cholédoque après l'extraction des calculs. La question se pose

d'une façon moins absolue quand il s'agit des cnolé-
ducotomies secondaires ou des cholédocotomies associées à une cholécystostomie, dont nous parlerons
maintenant. Mais auparavant nous dirons quelques
mots des difficultés opératoires qui sont inhérentes à
la calculose de la partie inférieure du cholédoque.

Comme nous avons vu en parlant de l'exploration de
cette région, ces difficultés peuvent être quelquefois
insurmontables, et une entérostomie biliaire se présente alors comme la ressource la plus précieuse.
D'ailleurs cette partie du cholédoque n'a été que très
rarement l'objet d'une intervention, peut-être pour
deux raisons : les calculs s'arrêtent le plus souvent
dans la partie supérieure du cholédoque, et ensuite
dans les rares circonstances où ils s'arrêtent à la partie
inférieure, tantôt ils passent inaperçus et tantôt les
difficultés de leur recherche et de leur extraction dé-
cident l'opérateur à procéder à une opération palliative. La portion sus-duodénale, qui est la portion
accessible, seule ou presque seule a été incisée par
les chirurgiens ; cette incision a permis non seulement
l'extraction des calculs du cholédoque, voisins de
l'embouchure du cystique, mais après refoulement,
l'extraction des calculs situés plus profondément vers
le duodénum. Cette portion du cholédoque représente,
comme nous avons vu, la plus longue partie du canal,
dont deux centimètres à deux centimètres et demi
émergent seuls au-dessus du duodénum, tandis que la
longueur totale du canal est de sept centimètres en
moyenne.

Suivant que le calcul siège dans la première partie

de cette région, cette partie qui chemine dans la gouttière du pancréas, ou suivant que le calcul siège en plein tissu pancréatique, l'opérateur procédera d'une façon différente. Dans le premier cas l'accès sur le calcul pourrait être facile en décollant l'angle du duodénum et une partie de sa portion descendante, toutes les fois que ce décollement est facilité par la mobilité du duodénum ; on a alors un bon accès sur la face postérieure du duodénum et sur cette partie du cholédoque qui chemine dans la gouttière celluleuse formée par le pancréas. Quand les adhérences ont rendu absolument immobile le duodénum, on peut se servir de la voie trans-duodénale, comme l'a fait Cocher (cité par Jourdan). Dans cette circonstance, ce chirurgien, après avoir incisé transversalement et largement la paroi antérieure du duodénum dans sa partie verticale, et fait saillir le calcul d'arrière en avant contre la paroi postérieure du duodénum, a incisé celle-ci longitudinalement sur le calcul. Ainsi il a fendu la paroi postérieure du duodénum et la paroi antérieure du cholédoque, et il les a suturées ensuite ensemble.

Dans le second cas, quand le calcul siège en plein tissu pancréatique, le chirurgien peut procéder à son extraction par la voie transpancréatique, comme l'a fait le professeur Terrier (cité par Jourdan).

Il est probable qu'un gros calcul enclavé dans la portion pancréatique peut faire saillie tantôt dans la tête du pancréas, dans ce quadrilatère que limitent les trois premières portions du duodénum et les vaisseaux mésentériques supérieurs, et tantôt faire saillie derrière le duodénum, qu'il faut décoller ou traverser pour arriver sur lui. Suivant les conditions particulières, le chirurgien s'inspirera pour suivre telle ou telle autre voie opératoire.

Après l'incision du cholédoque, il est de la plus haute importance d'assurer d'une façon rigoureuse l'écoulement de la bile en dehors. Nous avons vu, en effet, que les dangers qui guettent le malade ne viennent pas surtout de l'acte opératoire en lui-même, mais du foie et de l'infection coli-bacillaire. On ne peut, en effet, invoquer l'état aseptique de la bile. Si la bile normale ne contient pas de microbes, les conditions sont tout autres chez les lithiasiques, surtout si la rétention biliaire dure depuis quelque temps. L'état infectieux de la bile est alors démontré par les analyses bactériologiques, il nous est prouvé aussi par l'action qu'elle exerce sur les tissus , le liquide qui s'écoule par les fistules chirurgicalement créées prend souvent les premiers jours une odeur fécaloïde sans qu'il n'y ait aucune fistule intestinale. L'odeur fécaloïde du contenu du cholédoque a été noté dans nombre d'observations (Arbutnott Lane, Quenu).

Le drainage est indiqué non seulement pour assurer au dehors le libre écoulement de la bile, mais encore pour drainer le fond de la plaie elle-même. D'ailleurs, le drainage de cette région est facilité par les dispositions anatomiques des organes environnants. Aucune autre région du ventre n'est plus facile à isoler (Quénu) grâce à la barrière inférieure formée par le mesocolon transverse, grâce à la direction du foie, grâce à l'épiploon qu'on utilise ; c'est grâce à cette facilité d'isolement et par suite de la possibilité d'établir un bon drainage qu'on peut expliquer l'absence d'accidents péritoniques.

Lorsqu'il n'existe aucune adhérence, l'isolement du foyer opératoire est moins assuré. M. Quénu a pensé (Société de Chirurgie de 1895) qu'il y avait peut-être intérêt de faire l'opération en deux temps. Dans un premier temps, provoquer la formation d'un canal allant du calcul à l'extérieur et procéder, après quelques jours, au second temps de l'opération. Mais peut-être, c'est un procédé qui présente plus d'inconvénients que d'avantages. La vésicule a été déjà le centre d'inflammations et d'adhérences ; si on ajoute encore celles qui résultent d'une exploration prolongée, d'un tamponnement iodoformé, n'est-ce pas augmenter les difficultés de la seconde opération, sans parler de la persistance des dangers résultant de la lithiase du cholédoque?

Nous avons vu plus haut que, dans la majorité des cas, la lithiase est en même temps vésiculaire et cholédoquienne, et qu'il y a des cas où la brièveté de l'opération est une condition *sine qua non*. Dans ces cas, l'opérateur procédera à une intervention simultanée sur la vésicule et le cholédoque, quand l'état du malade le permettra, ou bien il limitera son intervention seulement sur la vésicule, que cette vésicule contienne ou ne contienne pas des calculs, l'état du malade ne permettant pas une longue opération. Les opérations pratiquées sur la vésicule varient suivant les indications qui se présentent et suivant, nous ne craignons de le dire, le goût de l'opérateur.

Nous voyons par exemple Czerny (observations publiées dans la thèse de Jourdan) procéder à la cholédocotomie et la cholécystotomie idéale dans la même séance, même quand cette vésicule contient du pus. Nous voyons M. Michaux qui ne la manque presque jamais quand elle contient des calculs, ou quand la recherche du cholédoque est facilitée par l'extirpation préalable de la vésicule. Il y en a d'autres qui ne pratiquent que la cholécystostomie, soit qu'ils l'associent à l'intervention sur le cholédoque dans la même séance, soit que cette cholécystostomie constitue la seule intervention sur les voies biliaires, l'état du malade ne permettant pas une longue opération.

Les opérations donc pratiquées sur la vésicule quand il y a lithiase associée sont : soit une cholécystotomie, soit une cholécystectomie, soit une cholécystostomie.

La cholécystotomie est l'incision de la vésicule avec suture immédiate de ses parois ; on l'a qualifiée d'idéale, mais nous croyons qu'elle mérite rarement ce nom, pour ne pas dire presque jamais. Cette opération pourrait être exclusivement réservée aux cas, dans lesquels la vésicule est aseptique et la perméabilité des voies bilieuses certaines. Mais quand on intervient sur la vésicule pour la débarrasser des calculs qu'elle contient, on ne sait pas quel est l'état de son contenu et de ses parois, ou plutôt on sait que les calculs contiennent presque toujours des microbes pathogènes, et que la rétention biliaire depuis plus ou moins longtemps établie avait entraîné avec elle tout le cortège symptomatique qui est la conséquence de cette rétention.

Voilà des raisons qui rendent cette opération hasardeuse au premier chef, et qui la font repousser d'emblée.

La cholécystectomie comparée à la cholécystostomie, est envisagée comme opération dans la chirurgie des voies biliaires, peut présenter certaines indications qui la font préférer à la cholécystostomie, même au point de vue spécial qui nous occupe ici. M. Michaux, dans un solide plaidoyer à la Société de chirurgie, et arguments en mains, s'est prononcé en faveur de cette opération dans la lithiase vésiculaire pure. Mais même quand la lithiase de la vésicule est associée à la lithiase du cholédoque nous croyons que cette opération peut rendre quelquefois des services dans la chirurgie biliaire, et peut être considérée comme une bonne opération, tout particulièrement quand l'incision du cholédoque n'est pas suivie de sutures. D'abord quand le canal cystique est obstrué, et la vésicule bien pédiculisée, ou facilement pédiculisable, en procédant à l'extirpation de cette vésicule, on peut supprimer du même coup un réservoir qui ne peut laisser aucune inquiétude sur les services qu'on pourrait tirer de lui soit pour les besoins de l'état actuel, soit dans un temps plus ou moins éloigné, et en second lieu on supprime un foyer d'infection, sans faire pour cela une opération difficile. Dans ces cas, la vésicule est bien pédiculisée sans méso ; on n'a qu'à mettre un fil sur le canal cystique pour la cueillir comme une poire, suivant l'expression de M. Tuffier.

Il y a d'autres circonstances où la vésicule n'est plus le réservoir biliaire, mais un réservoir de calculs, avec des parois ratatinées et infectées, avec des calculs enchatonés dans le bassinet et le commencement du cystique. Dans ces cas encore la cholécystectomie est préférable à la cholécystostomie pour plusieurs raisons : d'abord il est difficile d'attirer cette vésicule friable et ratatinée jusqu'à la peau pour faire une cholécystostomie; d'autre part l'extraction des calculs enchatonnés dans le bassinet présente les plus grandes difficultés, et en troisième lieu on supprime un foyer d'infection, et on met par cela même, à l'abri des fistules quelquefois intarissables. Avec la pratique de la cholédocotomie sans sutures on n'a rien à craindre pour le libre écoulement de la bile, et peut-être l'avenir est mieux assuré au point de vue d'accidents par des nouveaux calculs.

La cholécystostomie, en dehors des circonstances que nous avons envisagé plus haut, se présente comme une excellente opération ; c'est l'opération la plus simple et la plus bénigne qu'on puisse pratiquer sur les voies biliaires. Elle constitue, en outre, une excellente ressource pour le chirurgien dans les cas difficiles. Cet abouchement de la vésicule à la peau, on le fait, soit suivant la pratique du professeur Terrier : fixation de ses parois au péritoine pariétal et à la peau, et incision dernière; soit avec ouverture première et fixation dernière. Dans le premier cas évidemment on met à l'abri des inoculations microbiennes, mais l'exploration et surtout l'extraction des calculs siégeant dans le bassinet et le commencement du cystique peut être très difficile, tandis que l'ouverture de la vésicule, avant la fixation à la peau, rend ces manœuvres faciles ; et on évite tout danger d'infection en entourant l'ouverture de la vésicule d'un lit de compresses stérilisées.

La stomie rend surtout les plus grands services dans la lithiase du cholédoque, toutes les fois que cette lithiase s'accompagne d'accidents fébriles. En pareilles circonstances l'élément infectieux prédomine et résulte de la station d'une bile infectée dans les voies biliaires supérieures.

Chez un ictérique ancien, très affaibli, à lésions hépatiques probablement avancées, incapable en un mot de supporter une intervention de quelque durée, on peut être obligé de se borner à la seule cholécystostomie; on va au plus pressé en mettant un terme à la rétention biliaire, se réservant de faire plus tard la désobstruction du cholédoque, quand l'état général sera amélioré.

Il faut espérer que les faits de ce genre deviendront plus rares à mesure que l'on sera mieux imbu de la nécessité de ne pas attendre indéfiniment pour recourir à l'intervention du chirurgien. Dans ces conditions on voit souvent la fistulisation de la vésicule changer le tableau en quelques jours, et d'un malade terrassé et tombé au dernier degré de la déchéance organique, faire rapidement un convalescent qui s'alimente, augmente de poids, se ressaisit dans la réapparition de plus en plus de ses fonctions. La cholécystostomie a alors été l'occasion d'un relèvement des forces qui permet d'escompter les chances d'une cholédocotomie secondaire. Associée à la cholédoctomie, dans la même séance, ou maintenue comme fistule, dans les cholédocotomies secondaires, elle offre encore quelques avantages. Elle assure provisoirement l'écoulement de la bile, si du fait de l'état des parois, la perméabilité du cholédoque ne se rétablit pas immédiatement après l'ablation des calculs. La fistule ainsi faite ne se tarit qu'au fur et à mesure que la bile peut reprendre son cours normal vers l'intestin. C'est dans ces cholédo-cotomies associées ou secondaires que nous croyons que la suture du cholédoque peut être indiquée. Ce libre écoulement de la bile a l'avantage d'éviter toute pression au niveau des sutures du canal et on peut avoir l'espoir de ne pas voir la suture éclatée les jours suivants.

L'entérostomie biliaire, bonne comme opération palliative dans l'obstruction irrémédiable du cholédoque, est favorisée alors par la dilatation de la vésicule, elle est d'application tout à fait limitée pour les obstructions calculeuses à vésicule ordinairement petite et ratatinée. Elle peut être totalement impossible quand la vésicule a des dimensions insuffisantes pour qu'on puisse en faire l'anastomose à l'intestin, ou quand cette vésicule est introuvable ; si l'on n'en vient pas alors à attaquer directement le cholédoque, on est réduit à refermer l'abdomen en laissant persister la rétention biliaire.

Il est nécessaire donc, pour cette anastomose, que la vésicule ne soit pas d'un volume trop petit, et se prête par la laxité de ses parois à une anastomose avec l'intestin. Il faut aussi que le canal cystique soit perméable. On a objecté à l'entérostomie biliaire que la vésicule débouche dans un milieu essentiellement septique, mais on ne peut pas soutenir que la cholécystostomie ne débouche pas en terrain septique, surtout lorsque, au bout de quelques semaines, le malade en est réduit à se panser lui-même. Des exemples d'infection partis d'une cholécystostomie sont loin d'être exceptionnels. En fait ces infections sont assez rares, parce que le rapide courant de la bile s'oppose à l'ascension des germes, et les infections ne s'observent probablement que lorsque le cours de la bile se trouve ralenti pour une raison quelconque, par diminution de sécrétion, par rétrécissement des voies biliaires congestionnées ou atteintes de spasme.

L'entérostomie biliaire en comparaison avec la cholécystostomie offre *à priori* certains avantages. Tandis que la fistule cutanée est une infirmité bien cruelle, tandis qu'elle nécessite souvent une seconde opération pour fermer la fistule et supprimer la lésion d'origine, au contraire, l'entérostomie biliaire ne présente aucun inconvénient pour le malade, et dans l'immense majorité des cas (Chaput, Société de chirurgie de Paris, 1896), elle peut le guérir définitivement et sans grands dangers.

Evidemment l'entérostomie biliaire, en établissant par une voie détournée des conditions quasi normales, offre de réels services au malade. D'autre part les difficultés créées par la fistule cutanée, suggèrent cette idée de préférer une fistule intestinale à une fistule cutanée. Mais la première constitue une opération longue et laborieuse, demandant, en plus, une habileté toute particulière; la seconde au contraire est courte et facile, et on a souvent affaire à des malades hépatiques sur lesquels la brièveté de l'opération est de toute nécessité sous peine de mort.

Aussi les indications de l'entérostomie biliaire sont-elles en quelque sorte négatives ; elles viennent, d'une part, des difficultés fonctionnelles qui seront créées pour la fistule cutanée, et d'autre part de la difficulté ou l'impossibilité de trouver le calcul du cholédoque et de l'extraire. Ses contre-indications par rapport à la cholécystostomie viennent de la difficulté de l'opération, comparée à cette dernière, et par rapport à la cholédocotomie de la possibilité de rétrécissement du point d'abouchement (Observation de Mayo Robson, citée par Jourdan.) C'est pour cela que nous terminons en disant avec M. Quénu, que « dans la chirurgie biliaire plus qu'ailleurs, on fait ce qu'on peut ».

OBSERVATIONS

OBSERVATION 1 (Thèse de Jourdan, 1893)

Ictère chronique. — Calculs du cholédoque. — Angiocholite et péri-angiocholite suppurée. — Foyers de suppuration extra et intra-hépatiques. — Intervention d'urgence, in extremis — Cholédocotomie sans suture. — Mort.

Homme de 31 ans, amené un matin, en juin 1891, d'un service de clinique médicale, par le Dr Charmeil, pour être opéré d'urgence. Depuis quelque temps, l'ictère s'aggravait. Foie très volumineux et douloureux. Fièvre continue de 40°,5 à 41°.

Opération par M. Jaboulay. Incision médiane. Vésicule vide, ratatinée, adhérente. Le doigt dirigé sur le pédicule du foie sent un calcul gros comme une gobille. Incision sur le calcul qui est adhérent et ne peut être ramené que morcelé à l'aide d'une curette qui le prend d'arrière en avant.

En soulevant la face inférieure du foie, avant cette extraction, on a vu deux masses blanches petites, l'une près de la vésicule, l'autre près du sillon du ligament suspenseur du foie : ce sont des abcès qui simulent des tumeurs secondaires de généralisation. Tamponnement sous la face inférieure du foie à l'aide de grandes lanières de gaze iodoformée. Sutures

pour diminuer l'étendue de l'incision faite à la paroi abdominale. Mort le lendemain dans la nuit. La température de
41° était tombée à 39°, puis à 38°. Le coma n'avait pas cessé.

Autopsie. — Fausses membranes sur le lobe droit du foie.
Sérosité dans le péritoine. Foie noir pesant 2 kil. 600 gr. Ce
qui reste de la vésicule biliaire adhère au côlon transverse ;
elle est grosse comme une noix. Le cholédoque succède directement à ce moignon. Il n'y a plus de canal cystique. Le
cholédoque est très large et, dans son tiers supérieur, se
trouve un débris du calcul qui a été extrait pendant l'opération. Les voies biliaires intra-hépatique, le canal hépatique et
ses branches de bifurcation sont très dilatés. Le foie est dur,
jaune foncé, et semé d'abcès qui sont, les uns petits, les autres, au nombre de deux ou trois, de la grosseur d'un œuf.

OBSERVATION II (Thèse de Jourdan, de 1896)

Homme de 30 ans, présentant la même forme et opéré *in
extremis* en avril 1893. Angiocholite suppurée biliaire. Le lobe
gauche était surtout développé. Il y avait trois calculs super-
posés dans le cholédoque.

OBSERVATION III (Inédite)

Ictère chronique. — *Coliques hépatiques depuis douze ans.* —
Calcul dans le cholédoque. — *Cholédocotomie sans sutures.* —
Mort.

Le malade, M. de Ch..., âgé de 55 ans, souffre depuis 12
ans de coliques hépatiques et présente un ictère vert foncé
depuis deux ans. Il a consulté plusieurs médecins et a fait
plusieurs séjours à Vichy.

Au mois d'octobre, quand M. Jaboulay le vit pour la première fois, il le trouva dans l'état suivant : conservation de l'état général, bon appétit, pas de fièvre, les urines ne contiennent que des pigments biliaires, les selles sont décolorées complètement; le foie est très volumineux, remplit tout l'hypocondre et flanc gauche et touche presque la crête iliaque, la vésicule biliaire n'est pas appréciable à la palpation. Tout cela fait penser à M. Jaboulay qu'il ne s'agit ni d'une tumeur ni d'une cirrhose, mais d'une obstruction du cholédoque par des calculs et propose l'opération, qui est acceptée.

Le 15 octobre 1895, M. Jaboulay procède à l'opération. Incision médiane allant de l'appendice xyphoïde à l'ombilic, reclinaison du foie en haut. Le doigt sent profondément un calcul dans le cholédoque, incision sur lui, extraction d'un gros calcul muriforme adhérent, mesurant en longueur un centimètre et demi sur presque autant de largeur. Deux autres calculs plus petits sont extraits aussi. Drainage à la gaze de la cavité prismatique dont le sommet est aux voies biliaires, la face supérieure au foie, la face inférieure à l'épiploon gastro-hépatique et à l'estomac. Suture de la plaie abdominale, issue de la gaze.

Le soir, douleur vive, spasme toutes les minutes, cela se calme le lendemain. Le malade peut uriner et fait des vents le deuxième jour. Issue de bile dans le pansement. Le malade ne souffre pas. Pansement le cinquième jour après l'opération, le malade a pris la veille 3 litres de lait, sur les conseils d'un médecin qui le voyait en secret. Cette énorme quantité de lait lui a donné une indigestion, le malade a vomi. Au pansement, l'estomac est sorti en partie de l'abdomen. Jusqu'à ce moment la température a oscillé de 37°,5 et 37°,1. A partir de ce moment l'état général faiblit un peu chaque jour et le malade meurt le douzième jour après l'opération.

OBSERVATION IV (Thèse de Jourdan)

Ictère chronique. — Calculs du cholédoque. — Cholédocotomie avec deux points de suture. — Guérison.

Mlle R..., 50 ans, syphilis ancienne. Depuis cinq ans, coliques hépatiques très douloureuses et de plus en plus fréquentes. Saison à Vichy, il y a trois ans. Depuis deux ans, elle est obligée de rester au lit.

Teinte verdâtre. Urines acajou. Selles décolorées. Fièvre de temps en temps. Elle a des idées de suicide, qu'elle avoue au médecin qui nous l'adresse.

Opération par M. Jaboulay le 19 août 1894.

Laparotomie médiane. Vésicule de dimension moyenne. Le foie étant récliné en haut et à gauche, on se trouve dans une loge limitée en avant par le foie, en arrière par la face antérieure de l'épiploon gastro-hépatique, en bas par le pylore et l'estomac. On sent deux calculs dans le cholédoque. Incision directement sur eux, après avoir hésité entre cette incision et une cholédocolithotripsie, extraction de deux gros calculs de deux centimètres carrés. Le cholédoque a le volume d'une fémorale, et ses parois ressemblent à des parois artérielles. Deux sutures au catgut pour fermer l'orifice fait au cholédoque. Tamponnement à la mickulietz dans la loge qui est laissée ouverte en avant.

Sortie dix-neuf jours après (le tamponnement à la mickulietz ayant été enlevé au bout de dix jours). La fistule était fermée un mois plus tard, d'après les renseignements donnés aujourd'hui (17 avril 1895) par le médecin traitant. Actuellement l'opérée se porte admirablement : son teint est rose, et son poids a augmenté de 12 kilogrammes.

OBSERVATION V (Thèse de Jourdan)

Lithiase biliaire. — Ictère à répétition. — Vésicule atrophiée contenant un calcul. — Calcul du cholédoque. — Cholédocotomie sans sutures. — Guérison.

Mme G..., 26 ans. Ictère, à différentes reprises, de quinze à trente jours de durée, très intense, s'accompagnant parfois de vomissements très abondants, qui ont pu faire songer à une tumeur de l'estomac (il y avait de l'induration au niveau du grand droit du côté droit). Une hématémèse en arrivant à Vichy, jaunisse intense concomittante. Ictère peu prononcé au moment de l'opération, le 20 août 1893. Induration verticale le long du bord externe du droit du côté droit qui simule le bord inférieur du foie.

Incision au bord externe du droit. La vésicule est ratatinée sur un calcul. Il y a un calcul dans le cholédoque. Incision du cholédoque. Extraction du calcul. Tamponnement à la gaze iodoformée. Ablation de la gaze de tamponnement dix jours après ; elle contient beaucoup de calculs.

De retour chez elle, la malade portait une fistule qui donnait et était douloureuse. Dix mois après l'opération, son médecin ordinaire tira sur de la gaze qui se montrait à l'orifice et retira une grosse mèche qui avait été oubliée. Le trajet fistuleux s'est, à partir de ce moment, rapidement fermé.

Ce médecin nous écrit aujourd'hui (17 avril 1895) que, depuis la fermeture de la fistule, l'état général est bon, malgré le retour d'un peu d'ictère de temps en temps. Un peu de gêne dans l'action de redresser la taille ; malgré tout, grande amélioration.

OBSERVATION VI (Inédite)

Ictère chronique avec poussées frébiles.— Calculose du cholédoque, compliquée de kyste hydatique du foie rompu dans les voies biliaires.— Cholédocotomie sans suture.— Tamponnement à la mickulietz.—Guérison.

Concierge à Lyon, âgée de 52 ans. Son passé pathologique remonte à 8 ans, quand elle a contracté la grippe qui sévissait à cette époque à l'état d'épidémie. Son mari malade en même temps qu'elle a succombé pendant cette épidémie. Avant cette maladie elle a été toujours bien portante. Réglée à 14 ans, elle s'est mariée à 25. Comme enfants, elle n'a eu qu'une fille qui est vivante et se porte très bien.

L'état de sa santé, comme nous dit la malade, a été ébranlé depuis l'attaque de la grippe ; tour à tour, pendant des intervalles plus ou moins éloignées, pendant les hivers, elle était sujette aux fluxions de poitrine et aux rhumes qui l'obligeaient à garder le lit.

Il y a trois ans et demi, elle a commencé à sentir des douleurs au creux épigastrique et au rebord costal avec irradiations à l'épaule droite ; ces douleurs étaient accompagnées quelquefois de vomissements glaireux.

Depuis cette époque, à plusieurs reprises, elle a eu des coliques hépatiques franches avec ictère et tout le cortège symptomatique de la rétention biliaire ; les poussées d'ictère revenaient, et disparaissaient en affaiblissant de plus en plus la malade, et la rendant incapable de rien faire, même en dehors des crises. Depuis le mois d'avril dernier, après des coliques hépatiques très fortes, l'ictère s'est installé d'une façon permanente, et en même temps la malade s'est aperçue que son foie grossissait, et se plaignait d'accès fébriles avec frissons ;

son état faiblissait de plus en plus, à ce point, que son médecin lui conseilla d'entrer à l'hôpital.

Elle entre le 27 septembre 1897 à l'Hôtel-Dieu, salle St-Paul,
n° 32 au service de M. Jaboulay. Ce qui frappe le plus à l'exa-
men, c'est sa couleur, une couleur verte foncée, très foncée,
presque noire, la malade est en pleine cachexie, elle parle
avec difficulté ; selles absolument décolorées, urines très
chargées. Son foie est augmenté de volume, son bord inférieur dépasse le rebord costal de six centimètres sur la ligne
mamelonnaire, il est très douloureux à la palpation. Le pouls
est 80, la température 38°5 le soir, et 38° le matin. Urines, un
litre par vingt quatre heures, pas d'albumine, pas de sucre,
pigments biliaires en abondance.

Le 20 septembre, opération par M. Jaboulay, incision médiane. Le kyste fait hernie par quelques boursoufflures dans
le sillon qui sépare le lobe gauche du lobe droit. Éventration
de ces boursoufflures qui mènent dans le kyste; ablation de
la poche qui contient aussi de la bile épaisse et noire et des
calculs. Tamponnement de la cavité. La vésicule est atrophiée ; en relevant le foie on sent un calcul et des duretés
dans le cholédoque. Incision du canal sur le calcul, il sort
des masses boueuses et un calcul ; tamponnement à la
mickulictz, on met quelques fils pour fermer la plaie abdominale et empêcher l'éventration.

Dès le lendemain, les selles commencent à se colorer un
peu, la température baisse, dix jours après les matières sont
presque normales.

Le premier pansement a été fait partiellement deux semaines après l'opération, et trois semaines après l'opération, on
enlève toutes les mèches. La malade s'alimente bien, prend
des forces et le 20 décembre quitte l'hôpital en gardant encore
une petite fistule et une teinte légèrement sub-ictérique.

CONCLUSIONS

En présence d'un ictérique qui souffre depuis trois
mois et qui a présenté plus ou moins nettement tout
le cortège symptomatique de l'obstruction calculeuse
du cholédoque, et après avoir établi un traitement médical rigoureux sans résultat, il n'y a pas à hésiter,
l'intervention chirurgicale s'impose; on fera une laparotomie exploratrice, et suivant l'état général du malade,
suivant l'état fonctionnel et bactériologique du foie, et
encore suivant les difficultés que l'opérateur rencontre
au cours même de l'intervention, on fera une cholédocotomie simple si la lithiase est limitée rien qu'au
canal cholédoque.

On procédera à une cholédocotomie associée, si la vésicule participe à la lithiare. On fera alors une cholédocotomie avec cholécystectotomie si la vésicule présente
des calculs enchatonnés qui siègent dans le bassinet,
et que les parois de cette même vésicule friables et
infectées ne peuvent être attirées et suturées à la peau.
On procédera encore à cette même cholécystectomie si
la vésicule est pédiculisée ou facilement pédiculisable
et le canal cystique complètement imperméable.

On interviendra rien que sur la vésicule, quand l'état

du malade ne permet pas une longue opération, ou quand on craint l'inoculation microbienne par une bile trop virulente ; on n'interviendra que secondairement sur le cholédoque.

En dernier lieu on procédera à une enterostomie biliaire, si pendant l'exploration du cholédoque, qui a été minutieuse et méthodique, et qui, étant restée négative, laisse persister des doutes sur la nature de cette obstruction. Evidemment c'est une opération palliative qu'on fait là, mais il vaut mieux, dans ces circonstances, une entérostomie biliaire qu'une fistule cutanée avec tous les inconvénients rattachés à cette fistule, au double point de vue physique et physiolo-logique.

Dans la cholédocotomie simple, l'incision du cholé-doque, ne sera pas suivie de suture des parois du canal. d'abord parce que cette suture ne tient presque jamais, qu'on la fasse à un, à deux ou à trois plans ; ensuite parce qu'elle prolonge l'opération, et la brièveté de l'opération est une condition *sine quæ non ;* en troi-sième lieu parce qu'elle est très difficile par elle-même, à cause de la friabilité des parois du canal, et à cause de la profondeur dans laquelle on travaille; et finale-ment, parce que toutes les fois qu'elle tient, le cours normal de la bile après avoir été momentanément réta-bli, peut s'interrompre, probablement par inflamma-tion des parois du canal, et alors l'infection et l'inocu-lation recommencent avec une intensité toute parti-culière.

Après l'incision, on drainera largement l'espace sous-hépatique à la mikulictz.

BIBLIOGRAPHIE

TERRIER. — Rapport à la sixième session du Congrès français de chirurgie, 1891.

HARTMANN. — Quelques points d'anatomie et de chirurgie des voies biliaires. Société anatomique de 1891.

COMPTE-RENDU du vingtième Congrès des chirurgiens allemands de 1891.

TERRIER. — De la cholédocotomie proprement dite. Revue de chirurgie 1892.

CONGRÈS des chirurgiens allemands de 1893.

LEPETIT. — De la cholédocotomie. Thèse de Paris, 1804.

QUENU. — Etude de la chirurgie du cholédoque, de l'exploration du cholédoque par la laparatomie exploratrice. Communication à la Société de chirurgie, 1895, et Progrès médical, 4 et 11 mai 1895.

BULLETIN de la Société de chirurgie de Paris, 1894-95-96-97.

JOURDAN. — Thèse de Paris, 1896.

VAUTRIN. — De l'obstruction calculeuse du cholédoque. Revue de chirurgie, 1896.

LEJARS. — Contribution à l'étude de la cholécystostomie et de la cholécystectomie dans la lithiase vésiculaire. Revue de chirurgie, 1896.

MIGNOT. — Recherches expérimentales et anatomiques sur les cholécystites. Thèse de Paris, 1806.

JABOULAY. — Chirurgie des voies biliaires. Lyon médical, 1804.